DE

L'ARTHRITE TUBERCULEUSE

Démonstration de l'existence de cette affection

PAR INOCULATION DE PRODUITS SYNOVIAUX

ÉTUDE ACCOMPAGNÉE D'OBSERVATIONS

Recueillies à l'Hôtel-Dieu de Lyon

PAR

Le Dr J. ROUX,

Ancien interne des hôpitaux de Lyon.

———

PARIS

LIBRAIRIE J.-B. BAILLIÈRE ET FILS

19, rue Hautefeuille, près du boulevard Saint-Germain.

—

1875

DE

L'ARTHRITE TUBERCULEUSE

Démonstration de l'existence de cette affection

PAR INOCULATION DE PRODUITS SYNOVIAUX

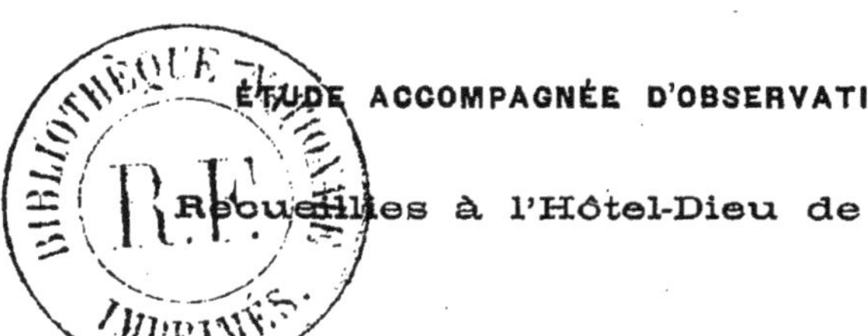

ÉTUDE ACCOMPAGNÉE D'OBSERVATIONS

Recueillies à l'Hôtel-Dieu de Lyon

PAR

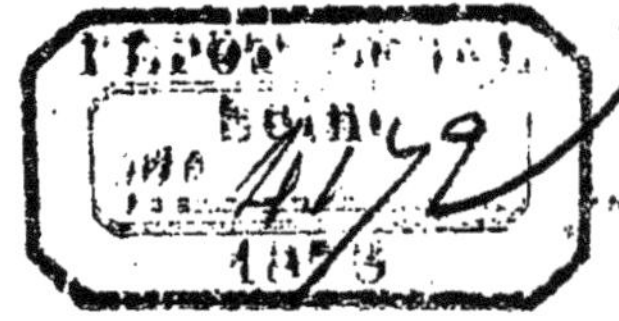

Le Dr J. ROUX,

Ancien interne des hôpitaux de Lyon.

PARIS

LIBRAIRIE J.-B. BAILLIÈRE ET FILS

19, rue Hautefeuille, près du boulevard Saint-Germain.

1875

DE

L'ARTHRITE TUBERCULEUSE

Il existe une variété d'arthrite chronique suppurée qui, entrevue depuis longtemps par les pathologistes, et admise d'une façon générale, n'a pourtant pas encore trouvé place dans le cadre de la nosographie chirurgicale ; nous voulons parler de l'arthrite tuberculeuse. Nous n'avons point la prétention de traiter d'une façon complète cette question si neuve et si intéressante ; il faudrait, pour cela, rassembler des documents pendant plusieurs années ; c'est l'œuvre d'un maître et non d'un élève. Notre but est d'étudier seulement les deux points suivants :

1° Il existe une arthrite véritablement tuberculeuse ; son existence repose sur la double démonstration de l'anatomie pathologique et de l'expérimentation.

2° L'arthrite tuberculeuse suscite en chirurgie des indications particulières.

Au début de ce travail, nous tenons à exprimer toute notre reconnaissance à notre maître, M. Ollier. C'est dans son service que nous avons puisé nos matériaux ; c'est grâce à son enseignement de tous les jours et à sa profonde expérience des maladies articulaires que nous avons pu entreprendre cette étude, dont nous ne sentons que trop l'imperfection.

DE L'EXISTENCE DE L'ARTHRITE TUBERCULEUSE.

L'histoire de l'arthrite tuberculeuse est de date récente. Ce n'est d'ailleurs qu'au commencement de ce siècle que les travaux de Bayle et de Laënnec sont venus jeter la lumière sur la nature du tubercule en général et plus particulièrement des formes pulmonaires. Nichet, le premier, en 1835, dans son *Mémoire sur la nature et le traitement du mal vertébral de Pott*, aborda la question de l'ostéite tuberculeuse. Mais ses observations se rapportant surtout au mal vertébral où l'ostéite est primitive et l'arthrite secondaire, n'éveillèrent pas l'attention sur les affections semblables des grandes synoviales. La même remarque s'applique aux travaux d'ailleurs si remarquables de Nélaton sur le tubercule des os, travaux consignés soit dans sa thèse inaugurale, soit dans son Traité de pathologie externe. En dehors des formes miliaires où la granulation grise apparaît isolée et distincte,

Nélaton a décrit dans les os courts et les épiphyses une forme plus importante en clinique où les granulations confluentes arrivent à former une excavation remplie de pus caséeux, et s'ouvrant à l'extérieur par des fistules. Cette dernière forme ou forme caverneuse n'est pas à l'abri de toute objection, attendu que sans le secours du microscope, il est souvent impossible de décider si l'on est en présence d'une cavité tuberculeuse ou d'une cavité séquestrale simple, consécutive à une ostéite chronique. Au reste, quelle que soit un jour la solution de cette difficulté, il n'en est pas moins vrai que Nélaton n'a pas décrit la synovite secondaire à ces ostéites caséeuses, et que dans son chapitre des arthrites ne figure pas l'arthrite tuberculeuse.

Il appartenait à Bonnet de trouver et de poser la question, et de décrire pour la première fois d'une façon incomplète sans doute (ferions-nous mieux aujourd'hui?) la maladie tuberculeuse des articulations, dans son *Traité des maladies articulaires* (1845). Avec une sagacité admirable, Bonnet reconnut que sous le nom générique de tumeur blanche on confondait trois affections distinctes : l'arthrite fongueuse, l'abcès froid et la maladie tuberculeuse. De ces trois affections, la plus fréquente, celle qui correspond le mieux au type de la tumeur blanche, c'est l'arthrite fongueuse ; elle est caractérisée par la présence de bourgeons exubérants, que Bonnet croyait à tort inorganisés, et qui subissent tantôt une transformation fibreuse incomplète, tantôt la fonte purulente, tantôt une infiltration pseudo-membraneuse. Dans l'abcès froid articulaire, il n'y a pas de fongosités. La synoviale ramollie, peu vasculaire, infiltrée de pus, est recouverte d'un exsudat blanc-jaunâtre et peu adhérent ; la cavité articulaire contient une quantité ordinairement considérable de pus, plus ou moins caséeux. Cette forme n'existe que chez les individus profondément débilités, à facies pâle et amaigri ; ces abcès sont ordinairement multiples et semblent produits par une véritable diathèse purulente. Cette catégorie de malade est bien tranchée, et nous même en avons observé, dans le service de M. Ollier, un cas très-intéressant. Il s'agissait d'un homme de 30 ans, profondément affaibli, qui portait huit ou dix collections purulentes ; les unes dans les cavités articulaires, les autres voisines des jointures et dépendantes d'une altération osseuse juxta-épiphysaire. Ces abcès multiples évoluèrent lentement et sans grande douleur pendant plusieurs mois ; le malade mourut de pyohémie chronique. L'abcès froid articulaire est donc parfaitement distinct de la synovite fongueuse et de l'arthrite tuberculeuse.

Ce fut la clinique qui conduisit Bonnet à admettre une arthrite tuberculeuse. Parmi ces malades pâles, épuisés, qui offraient les symptômes généraux de la diathèse purulente chronique, il en avait reremarqué un certain nombre dont les jointures étaient tuméfiées mais ne présentaient ni la distension et la fluctuation de l'abcès froid, ni les nodules élastiques et saillants des fongosités. Ces malades

étaient en outre atteints de phthisie pulmonaire.
Bonnet décrivit trois variétés de l'affection : une
première, dans laquelle le tubercule n'existe que
dans les épiphyses articulaires, et ici il ne fait que
reproduire les descriptions de Nichet et de Nélaton ; une seconde où la lésion se confine aux parties
molles et respecte le tissu osseux ; une troisième,
qui est de beaucoup la plus fréquente, où les altérations de la synoviale et des extrémités articulaires
sont combinées. Dans ce dernier cas, la cavité articulaire contient du pus grumeleux ; la synoviale et
les autres parties molles, pâles, peu vasculaires, re-
couvertes de pseudo-membranes, renferment de la
matière tuberculeuse infiltrée ou en masse; ces cartilages sont plus ou moins résorbés. Les os sont
creusés de cavités qui contiennent des masses molles
et blanchâtres.

Telle est, résumée aussi fidèlement que possible,
la description donnée par le chirurgien lyonnais.
Quelque vraisemblable que paraisse de prime
abord l'interprétation par lui donnée de ces symptômes cliniques et anatomiques, il faut pourtant
reconnaître qu'elle n'est pas à l'abri de l'objection.
La démonstration rigoureuse, scientifique, de la
présence du tubercule n'existe pas. Les masses gru-
meleuses qu'il signale dans le pus, les pseudo-membranes, les synoviales, les os, ne sont pas nécessai-
rement des tubercules, on sait aujourd'hui que la
matière caséeuse est tout aussi bien un produit de
l'inflammation chronique ou de la syphilis, que de
la turberculose. Il n'a pas constaté la granulation

grise si caractéristique. Quant à la coexistence de tubercules pulmonaires, ce n'est pas non plus une preuve décisive, attendu que toute suppuration chronique peut se terminer par la tuberculose.

1° *Anatomie pathologique.*

Il est admis, aujourd'hui, par tous les anatomo-pathologistes, que la granulation grise, bien constatée avec tous ses caractères histologiques, est un signe certain de tuberculose. Or, cette constatation a été faite dans les synoviales articulaires. Si l'on songe d'ailleurs que la plupart des autres séreuses, telles que la plèvre, le péritoine, la vaginale, l'endothélium des vésicules pulmonaires, sont des siéges d'élection pour l'éclosion du tubercule, on est conduit par l'analogie à l'admettre, presque *à priori*, pour les séreuses des jointures. Ce que l'analogie faisait prévoir, l'observation directe l'a démontré. Virchow signale, mais sans y insister, les granulations grises des synoviales. Ranvier (*Manuel d'histologie pathologique*, t. II, p. 433) s'exprime ainsi :

« Koster a réuni un certain nombre de cas de tubercules de la synoviale, mais il ne les a pas encore publiés. Les pièces qu'il nous a montrées à Wurtzbourg et un fait de même nature que nous avons observé depuis, nous serviront à faire la description de la synovite tuberculeuse.

« La cavité articulaire contient du pus ; la synoviale est épaissie et transformée en une membrane pulpeuse, comme pyogénique, dans laquelle on aperçoit des granulations semi-transparentes ou opaques. Ces granulations se voient sur des coupes de la membrane dans toute son épaisseur. Sur des préparations histologiques on observe des granulations tuberculeuses isolées ou confluentes, translucides ou caséeuses, revêtant tous les caractères du tubercule. Entre ces granulations existe un tissu embryonnaire pa rcouru par des vaisseaux dilatés; le tissu adipeux qui double la synoviale a disparu.

Le cartilage, examiné à l'œil nu, paraît normal, ou bien il a perdu de son élasticité, et sa surface n'est plus lisse. Dans le cas que nous avons observé, on rencontrait les altérations de l'arthrite aiguë; la portion la plus superficielle du cartilage était ramollie, segmentée; les capsules les plus superficielles semblaient avoir disparu, et il y avait une prolifération dans les capsules profondes.

Le tissu spongieux de l'épiphyse n'était pas raréfié, contrairement à ce qui s'observe dans les tumeurs blanches, et les corpuscules osseux ne contenaient pas de granulations graisseuses.

Et il ajoute : « Il est certain que jusqu'à présent l'arthrite qui accompagne cette néoformation tuberculeuse et qui la suit a été confondue avec l'arthrite scrofuleuse; néanmoins ces deux affections nous paraisssent bien distinctes. »

D'après cette description, l'arthrite tuberculeuse se distinguerait de la tumeur blanche par un double caractère : le début de l'affection par la synoviale et l'absence de fongosités. Nous allons discuter successivement ces deux points.

Et d'abord est-il certain que ce soit un caractère presque spécifique de la tumeur blanche de débuter par le tissu osseux et cartilagineux, et de n'atteindre que secondairement les parties molles? Cette opinion a été introduite dans la science par Ranvier qui, se fondant sur l'examen de pièces, d'ailleurs peu nombreuses, a cru pouvoir en conclure : que la lésion débute par la dégénérescence graisseuse des cellules osseuses et cartilagineuses, et que ces cellules mortes, ainsi que leur territoire cellulaire, devenues de véritables séquestres, provoquent autour d'elles un travail éliminateur qui est d'abord de l'ostéite et de la chondrite, puis de la synovite fongueuse. Outre ce qu'il y aurait à objecter *a priori* à l'invraisemblance d'une simple altération graisseuse intra-épiphysaire, entraînant les lésions si graves des parties molles dans les tumeurs blanches, on peut trouver, dans l'examen direct des faits, des renseignemnents en opposition avec l'hypothèse précédente; cet examen est devenu fréquent et facile depuis l'introduction des résections en chirurgie. Les résections du coude sont celles qui se prêtent mieux à ce genre de recherches, soit parce qu'on les pratique ordinairement à une époque précoce, soit parce que la présence de trois extrémités osseuses, radius, cubitus et humérus, toujours inégalement malades, permet de suivre chacun des degrés de l'affection. C'est donc en me basant sur des pièces nombreuses, observées dans le service de M. Ollier, que je décrirai la marche suivante, en prenant une de ces pièces comme type :

La synoviale est transformée en une membrane épaisse, œdémateuse et lardacée dans sa partie extérieure, couverte de fongosités dans sa surface intra-articulaire. Ces fongosités sont les unes gris-rosé, constituées par du tissu embryonnaire, les autres ambrées et tremblotantes, formées de tissu muqueux ; toutes deux sont infiltrées par place de petites taches jaunes contenant de la matière caséeuse.

La cupule du radius plongée au milieu de ces fongosités, mais dans le point où elles sont le moins développées, offre l'aspect suivant : elle paraît complètement intacte ; le cartilage n'est pas dépoli. Toutefois sur la coupe le tissu spongieux est gras. La périphérie du cartilage est entourée d'une bordure rosée, formée par les franges synoviales qui s'insinuent entre le revêtement cartilagineux et le tissu osseux sur une profondeur de deux millimètres.

Les extrémités cubitale et humérale à des degrés différents se présentent ainsi : au centre de l'épiphyse, le tissu spongieux est jaune, gras, sans vaisseaux ; sur toute la périphérie, il est friable et rouge, et dans toute cette zone d'ostéite il est pénétré par les fongosités venues de la synoviale. Les fongosités passant entre le cartilage d'encroûtement et l'écorce osseuse, ont détaché par lambeaux ce cartilage que l'examen microscopique montre d'ailleurs atteint de chondrite d'autant plus intense qu'on se rapproche plus des couches profondes. Dans ces points à nu se montrent des bourgeons adhérents à l'os.

Tel est l'aspect à peu près constant des pièces provenant d'une résection du coude en cas de tumeur blanche. L'interprétation n'en peut être douteuse. Cette intensité des lésions de la synoviale, cet envahissement progressif des fongosités, attaquant l'extrémité osseuse par sa périphérie, s'insinuant sous le cartilage qu'elles irritent et détachent, et enveloppant l'épiphyse dans une gaîne inflammatoire, cet état relativement sain du centre de la masse osseuse qui est la dernière atteinte par cette lésion à marche concentrique, tout est là pour démontrer que la synovite est primitive, et l'ostéochondrite secondaire. Les os sont gras, comme ils le sont d'ailleurs dans tout le reste du membre à un degré moins avancé ; mais ils ne s'enflamment et ne disparaissent que par le développement progressif des fongosités synoviales.

Le deuxième point en discussion est le suivant : l'absence de fongosités est-elle caractéristique de l'arthrite tuberculeuse, comparée à la tumeur blanche? Sur ce point encore on peut répondre non. Nous rapportons plus loin une observation d'arthrite fongueuse où l'inoculation reproduisit une tumeur tuberculeuse. Assurément, ces cas sont les plus difficiles et les moins élucidés. On sait combien il est

fréquent de trouver dans les fongosités des taches
jaunes caséeuses, dont l'existence n'est pas caractéristique du tubercule. Bonnet, lui-même, avait
déjà noté que les fongosités sont sujettes à s'infil-
trer de pus, et alors, dit-il, « elles sont piquetées
d'une quantité plus ou moins grande de granulations blanches, sans vaisseaux, dont les apparences
sont celles du pus ou du tubercule. » Remarquons,
toutefois, que depuis quelques années, la question
des infiltrations caséeuses a changé de face. Tandis
qu'à une certaine époque on distinguait absolument
la pneumonie caséeuse de la tuberculose pulmonaire, aujourd'hui, l'anatomie pathologique (Ta-
hon, Grancher) tend à les rapprocher ; et quand
bien même la séparation anatomique persisterait,
l'expérimentation n'a-t-elle pas démontré entre les
mains de Chauveau que l'on reproduirait du tubercule tout aussi bien avec les inflammations caséeuses pulmonaires qu'avec la granulation grise ?
Il convient donc d'être plus réservé sur la nature
des nodosités caséeuses, des fongosités, et il est né-
cessaire de les soumettre désormais au contrôle de
l'expérimentation.

De cette discussion il résulte qu'on peut décrire
deux formes anatomiques différentes dans l'arthrite tuberculeuse, une forme fongueuse et une
forme simple.

1º *Forme fongueuse*. — La synoviale et les épiphyses présentent tous les caractères de la tumeur
blanche ordinaire. Mais les fougosités sont infil-

trées de produits caséeux, inoculables. Si je m'en rapporte à quelques observations malheureusement insuffisantes, il faudrait considérer cette forme comme un exemple de tuberculose secondaire. Il s'agirait dans ces cas d'une arthrite fongueuse simple, commune, pour laquelle se ferait ultérieurement une poussée tuberculeuse, presque toujours concomitante d'une poussée pulmonaire.

2° *Forme simple.* — C'est la forme décrite par Ranvier. La synoviale est transformée en une membrane pyogénique, et infiltrée de tubercules. Les extrémités osseuses sont intactes, ou ne sont envahies que dans les derniers temps de la maladie, et d'une façon peu grave. Ici, évidemment, le tubercule est primitif ; c'est lui qui constitue la lésion primordiale et essentielle. Je citerai comme exemple de cette forme deux autopsies : une de Bonnet et une qui m'est personnelle.

OBSERVATION de Bonnet (*Traité des maladies articulaires*, 1845, t. II, p. 109).

Le genou contient un liquide blanc, épais, grumeleux.

La membrane synoviale est tapissée par une fausse membrane, pâle, mince et offrant plusieurs parcelles infiltrées de matière tuberculeuse. Cette membrane a perdu sa transparence.

Les cartilages et les fibro-cartilages ont entièrement disparu sur le tibia, le fémur et la rotule, les ligaments latéraux et le ligament postérieur sont ulcérés et presque complètement détruits. Toutefois le pus dépasse à peine l'articulation. Dans deux parties, la tête du tibia, privée de cartilage, offre deux excavations capables de loger l'extrémité du petit doigt, semblables à celles qui succèdent à la partie des masses tubercu-

leuses ; mais on ne trouve aucune trace d'os infiltré de tubercules et nécrosé.

Du reste, les os qui forment l'articulation sont ulcérés super-
ficiellement, et ils sont augmentés d'épaisseur dans toute l'épiphyse ; leurs cellules ne cèdent point à la pression, et compa-
rées à celles du côté opposé, elles sont infiniment plus petites.

Les ganglions lymphatiques du pli de l'aine, du bassin et de
tout le devant de la colonne vertébrale, contiennent des masses
tuberculeuses non ramollies.

Les poumons sont parsemés de tubercules et de cavernes.

OBSERVATION personnelle (Voir plus loin l'observation de
Brisgand).

La cavité articulaire du genou contient une grande quantité
de pus caséeux.

La synoviale est blanche, très-pâle. Pas de fongosité. Surface réticulée comme s'il y avait une couche assez égale de
dépôt fibrineux. La synoviale et les parties molles sont nota-
blement tuméfiées ; à la surface de la séreuse, taches caséeuses
arrondies ou allongées.

Cartilages d'apparence saine. Os complètement gras ; sans
ostéite et sans tubercules.

Tuberculose des méninges, avec foyer d'encéphalite.

Tubercules miliaires des sommets du poumon.

2º *Expérimentation.*

Ce genre de démonstration ne s'adresse qu'à ceux
qui admettent, comme nous, l'inoculation de la tuberculose. Nous n'avons pas à refaire ici l'histoire
de la tuberculose expérimentale. De mémorables
expériences inaugurées par Villemin, poursuivies
depuis plusieurs années par un célèbre physiolo-
giste lyonnais, Chauveau, qui en a montré maintes
fois les résultats à plusieurs sociétés savantes, ont

— 18 —

prouvé que le tubercule était un agent virulent
spécifique. Non-seulement ingéré avec les aliments,
il reproduit la tuberculose ganglionnaire ou pulmonaire ; mais inoculé sous la peau il donne nais-
sance à une tumeur locale qui suit l'évolution du
tubercule. En sorte que la production d'une tumeur
spécifique au point d'inoculation est un réactif
certain de la nature tuberculeuse d'un tissu morbide.

Nous devons à l'obligeance de M. A. Charpy
l'observation suivante, recueillie dans le service
de M. Ollier, et dans laquelle l'expérimentation
a été faite sous le contrôle de M. Chauveau.

OBSERVATION I. — B..., 40 ans. Ce malade entre à l'Hôtel-
Dieu dans les derniers jours du mois de mai 1874.

Il souffre du coude droit depuis un an et demi. Si l'affection
·débuté lentement, sans traumatisme, peu à peu l'articulation s'est tuméfiée, surtout sur les parties latérales ; il s'est
fait des poussées inflammatoires ; des fistules se sont ouvertes
latéralement et en arrière. Il n'y a eu aucun traitement sérieux.

Actuellement le coude présente tous les signes d'une arthrite
fongueuse suppurée ; bosselures, fistules, craquements. La
jointure est très-douloureuse.

Le malade est amaigri et épuisé. Il a eu autrefois une pleu-
résie dont il est actuellement guéri. Mais depuis un mois, il
tousse et a des sueurs nocturnes ; pas d'hémoptysies.

8 juin. Résection, par le procédé ordinaire, des trois extrémités osseuses ; cautérisation de la synoviale au fer rouge ;
immobilisation sous bandage.

Les fongosités enlevées sont volumineuses, molles, de couleur grise ; elles sont parsemées d'un grand nombre de points
gris jaunâtre caséeux. Les os et les cartilages présentent des
lésions habituelles de l'ostéite fongueuse et de chondrite.

Ces fongosités sont conservées dans une éprouvette entourée

de glace. Retirées le lendemain, elles sont parfaitement intactes et n'ont pas laissé suinter de liquide. On les broie dans un matras, puis on décante. Le liquide de décantation est louche, légèrement rosé, sans odeur. Examiné au microscope, il renferme quelques globules rouges ; de nombreux globules blancs ; quelques cellules plates ; quelques gouttes graisseuses ; des fibrilles très-fines ; des masses amorphes et granuleuses, et surtout un très-grand nombre de granulations pâles, à mouvements browniens. On ne rencontre que de très-rares vibrioniens.

Un centimètre cube de ce liquide est mis dans une seringue Pravaz. Vingt-huit heures après la résection, le 9 juin, sur une vache charolaise blanche, de 8 ans environ, bien portante et grosse de huit mois, on injecta le liquide sous la peau, à la face interne de la cuisse droite.

Le 11 et le 13. Un examen attentif ne fait rien découvrir.

Le 19. On constate au point d'inoculation une tumeur lisse, dure, allongée, du volume d'une amande verte. Elle est tout aponévrotique et n'adhère pas à la peau. Rien aux ganglions inguinaux. L'animal a accouché la veille.

3 juillet. La tumeur a augmenté de volume ; elle égale un petit œuf. Rien aux ganglions.

Pendant tout le mois de juillet, on a pu constater que la tumeur conservait son volume, sa dureté, sa limitation parfaite ; elle était indolente, même à l'examen.

L'animal a quitté l'école vétérinaire dans le mois d'août, et n'a malheureusement pu être suivi plus longtemps.

Tout incomplète que soit cette observation sans autopsie, elle est cependant regardée comme décisive par M. Chauveau. Je vais répondre aux deux objections qu'elle peut soulever.

1o On peut objecter que la tumeur obtenue au point d'inoculation n'est point une tumeur tuberculeuse, mais un produit inflammatoire, comme en produit l'inoculation du pus d'un abcès. Je renverrai aux expériences de M. Chauveau qui ont dé-

Roux.   2

montré que l'inoculation d'un produit inflammatoire produisait un abcès ou un phlegmon, ne dé-
butant jamais plus tard que le troisième jour, suivant une marche aiguë, et se terminant rapidement
par la suppuration ou la gangrène ; tandis que l'apparition au dixième jour d'une tumeur rénitente,
indolente, qui suit une marche chronique, et se termine par un noyau dur et peu volumineux, est caractéristique de la tuberculose.

2° La seconde objection est relative à l'unicité de
l'expérience. Je dirai qu'un fait positif unique
prouve plus que des faits négatifs. Je ferai remarquer, en outre, pour excuser cette insuffisance
d'expériences, que ces expériences d'inoculation
tuberculeuse exigeant pour être démonstratives
d'être faites sur de grands animaux parfaitement
sains, on conçoit qu'il soit difficile de se trouver
dans les conditions voulues pour les réaliser. Nous
avons voulu seulement soulever une question
neuve, celle de l'inoculation des tumeurs blanches
soupçonnées tuberculeuses, et nous ne pouvons
qu'engager les expérimentateurs à poursuivre cette
voie qui promet d'être féconde en résultats.

Nous résumerons ce chapitre en disant : Il existe
une catégorie d'arthrites tuberculeuses, dont le caractère spécifique est démontrable par l'anatomie
pathologique et par l'expérimentation.

ÉTIOLOGIE DE L'ARTHRITE TUBERCULEUSE.

Envisagée d'une façon générale, l'étiologie de l'arthrite tuberculeuse ne diffère pas de celle du tubercule pulmonaire. C'est dire que les influences débilitantes, la misère, la privation de soins, et l'hérédité jouent un rôle considérable. Nous appellerons surtout l'attention sur les relations qui unissent les arthrites chroniques suppurées avec la tuberculose pulmonaire ; ces relations sont connues, mais il importe de les préciser.

Ce que nous dirons s'applique aux tumeurs blanches en général, sans distinction de variété : nous reviendrons plus tard sur ces variétés mêmes.

En observant un grand nombre de malades atteints simultanément d'arthrite chronique suppurée et de phthisie pulmonaire, on voit qu'on peut les ranger en deux catégories. La première comprend tous les cas où la lésion pulmonaire est antérieure à la lésion articulaire, ou tout au moins a débuté en même temps qu'elle. Dans la seconde se rangent les cas où c'est la lésion articulaire qui a ouvert la scène et précédé de plusieurs mois l'affection viscérale.

1° *Phthisie primitive ; arthrite secondaire.* — Ces cas sont plus rares que les autres. Sur des tuberculeux plus ou moins débilités, survient tantôt une arthrite des vertèbres, du carpe, du tarse, tantôt

une arthrite des grandes jointures, presque toujours au genou. Cette arthrite, survenue lentement,
évolue à la façon d'une tumeur blanche, mais avec
des poussées inflammatoires plus douloureuses. On
peut comparer cette localisation articulaire à celles
qu'on observe sur d'autres séreuses, notamment
sur le péritoine, la vaginale, ou sur des muqueu-
ses, comme les ulcérations du tube digestif.

2° *Phthisie secondaire; arthrite primitive.* — Ces
cas sont de beaucoup les plus fréquents. Combien
de malades souffrant depuis plusieurs mois ou plusieurs années d'une tumeur blanche, sont atteints
d'une phthisie intercurrente qui tantôt devient
l'affection prédominante, tantôt reste sur le second
plan, évolue sourdement, et quelquefois même ne
se découvre qu'à l'autopsie. On peut sur ces malades observer les deux formes de la tuberculose, la
forme aiguë miliaire, et la forme chronique caverneuse. Comme exemples de tuberculose aiguë compliquant et terminant une ostéo-arthrite ou une
arthrite chronique, nous rapporterons les deux
observations suivantes :

OBSERVATION II. — B..., âgé de 24 ans, entré à l'Hôtel-Dieu
en juillet 73, dans le service de M. Ollier.

Le malade souffre depuis un an du genou gauche. L'affection
a marché lentement, avec quelques périodes d'acuité. Actuellement le genou est tuméfié, et fluctuant ; peu douloureux. Le
malade est affaibli.

Cautérisation au fer rouge. Immobilisation sous bandage si-
licaté.

1er septembre. Le malade se met à délirer.

Le 2. Etat semi-comateux, œil hagard, faciès fuligineux. Température élevée.

Le 3. Apparition d'une diarrhée persistante.

Le 10. Le malade meurt après être resté constamment dans le même état.

A l'autopsie : Tubercules des méninges. Dans la troisième circonvolution gauche, foyer d'encéphalite aiguë. Tubercules miliaires des sommets du poumon. Arthrite tuberculeuse du genou. (Voir plus haut le détail de l'autopsie.)

OBSERVATION III. — M..., 17 ans, entré à l'Hôtel-Dieu le 24 août 1873.

Ce jeune homme a perdu son père d'une pneumonie; ses frères et sœurs sont bien portants.

Il y a cinq mois, il a commencé à souffrir dans la région lombaire. Deux mois après il s'est mis à tousser et a eu des hémoptysies.

On constate actuellement une gibbosité dorso-lombaire très-accentuée; une paralysie à peu près complète des membres inférieurs.

On le met dans une grande gouttière Bonnet.

1er octobre. Le malade se met à délirer. A partir de ce moment et jusqu'au 12, jour de sa mort, il reste dans l'état suivant : état semi-comateux; pupilles dilatées, lèvres fuligineuses, diarrhées, quelques vomissements, ventre rétracté. Pouls à 100. Température oscillant de 38 à 39,5.

A l'autopsie, on constate une méningite tuberculeuse de la base; le lobe cérébral gauche tout entier est complètement diffluent, de couleur blanc jaunâtre, et parsemé de noyaux hémorrhagiques; des tubercules nombreux des sommets du poumon; une ostéite tuberculeuse des onzième et douzième dorsales, avec pachyméningite et myélite. Les synoviales correspondantes sont parsemées de tubercules à différents degrés d'évolution.

Si maintenant, dans cette association morbide de la phthisie et de la tumeur blanche nous essayons de démêler ce qui revient à l'arthrite fongueuse et ce qui revient à l'arthrite tuberculeuse, nous serons arrêté dès les premiers pas par le manque de documents et nous serons réduit à émettre des suppositions plus ou moins vraisemblables. On conçoit, en effet, qu'il faudrait pouvoir suivre pendant plusieurs années, un grand nombre de malades, noter minutieusement les détails, et contrôler chaque observation par l'anatomie pathologique ou l'expérimentation, pour pouvoir préciser les rapports exacts entre les affections articulaires et viscérales.

Reprenons la première catégorie que nous avons établie plus haut, celle où la phthisie est primitive et l'arthrite secondaire. Il est vraisemblable que dans la plupart de ces cas, il s'agit d'arthrites véritablement tuberculeuses. Il est en effet très-rare de voir survenir des altérations fongueuses chez des sujets manifestement phthisiques ; elles sont avant tout du domaine de la scrofule. En outre, ces synovites ont des caractères un peu particuliers ; elles ne forment pas de masses épaisses, lardacées ou fongueuses, elles se rapprochent beaucoup plus des abcès.

Les cas où l'arthrite est au contraire primitive et forme l'accident initial qui domine la scène presque jusqu'à la fin, sont beaucoup plus complexes et plus difficiles à interpréter. Il y a en effet trois choses possibles, trois éventualités qui peuvent se rencontrer et sur la fréquence relative desquelles nous n'avons aucune donnée d'observation rigoureuse. On peut se trouver en présence d'une arthrite chronique simple avec phthisie, ou d'une arthrite tuberculeuse, ou d'une arthrite simple devenant ultérieurement tuberculeuse.

.. Qu'une arthrite fongueuse simple puisse se terminer par tuberculose pulmonaire, c'est là un fait que nul ne contestera, et qui n'est pas sans analogue. Nous savons que toute suppuration prolongée, celle des abcès multiples, des ostéites chroniques, est une cause débilitante et phthisiogène au premier chef. Bien plus, les simples maladies chroniques non suppurées, quand elles portent sur des appareils importants , telles que la dysentérie chronique, les maladies du foie, le cancer, exposent à la même complication. Il n'est peut-être pas sans intérêt de faire remarquer ici que l'école française paraît différer d'opinion d'avec l'école allemande sur ces maladies terminales des affections chirurgicales. C'est ainsi que les statistiques allemandes indiquent comme très-fréquente la complication amyloïde dans les ostéites et les arthrites chroniques, cette dégénérescence attaignant surtout le foie, les reins, les ganglions, le tube digestif. On la voit au contraire rarement signalée dans les observations des chirurgiens français, et nous savons que M. Ollier qui l'a maintefois cherchée à l'autopsie ne l'a trouvée que d'une façon exceptionnelle. Ce qu'on observe, ce sont les transformations graisseue viscérales ; c'est surtout la tuberculose pulmonaire. Il y a donc là une différence incontestable, qui s'expliquerait peut-être par des conditions dissemblables d'alimentation de boisson entre les Français et les Allemands.

La deuxième hypothèse, celle d'une arthrite primitivement tuberculeuse, constituant pendant un temps plus ou moins long la seule affection du malade, et ne se compliquant qu'à la longue d'une poussée pulmonaire, soulève une objection immédiate. D'après la loi de Louis, le tubercule débute toujours par le poumon; il y en a toujours dans cet organe, quand on en découvre ailleurs. Mais si cette loi est générale, elle n'est pas absolue, et des observations incontestables ont démontré que la tuberculose pouvait d'abord être excentrique. On peut citer comme exemples la tuberculose des méninges et celle du testicule. Tous les auteurs ont rapporté des observations d'épididymite tuberculeuse avec intégrité des poumons; cette épididymite peut rester telle pendant plusieurs années, et peut-être même guérir, sans que l'affection ait dépassé la sphère génitale. Il n'est donc pas invraisemblable d'admettre que de même le tubercule puisse débuter par une séreuse articulaire et s'y confiner pendant une période de durée variable.

J'ai parlé enfin d'une arthrite fongueuse simple, devenant ultérieurement tuberculeuse. Ce serait là un fait nouveau, car il n'est pas signalé par les pathologistes, et dont la démonstration deviendrait pour le traitement de la tumeur blanche, une source capitale d'indications. Pour admettre, sinon d'une façon certaine, au moins comme vraisemblable et en toutcas comme digne d'une attention sérieuse et de recherches nouvelles, l'existence de cette variété d'arthrite, je me fonde sur deux genres de

preuves, les unes anatomiques, les autres cliniques.
On se rappelle que dans l'observation 1, on a
obtenu un résultat positif d'inoculation avec les
produits morbides extraits de la cavité articulaire.
Or, ces produits morbides étaient des fongosités
telles qu'on les voit dans les tumeurs blanches ;
masses molles, exubérantes, à teinte gris rose,
quelques-unes présentant la couleur et la consistance du tissu muqueux. Il semble donc bien qu'il
s'agisse dans ce cas d'une tumeur blanche devenue
tuberculeuse. On peut objecter, il est vrai, que
peut-être la fongosité n'est pas caractéristique de
la tumeur blanche, et qu'il peut exister des synovites primitivement tuberculeuses et fongueuses.
C'est là une objection sérieuse, sur la valeur de
laquelle on ne pourra se prononcer qu'après l'examen attentif de faits plus nombreux. Quant aux
raisons cliniques qui militent, de leur côté, en faveur de l'affection que je décris, elles consistent
dans ce fait d'observation dont j'ai été témoin à
plusieurs reprises. Un malade est atteint depuis
quelques mois ou même quelques années, d'une
tumeur blanche d'une grande synoviale. A un moment donné, sans cause bien apparente, cette
arthrite subit une exacerbation aiguë, elle se tu-
méfie, devient très-douloureuse, et se complique
quelquefois de nouvelles fistules ; cette recrudes-
cence locale coïncide avec l'apparition de symptômes pulmonaires, toux, hémoptysie, affaiblissement. Le chirurgien intervient par la résection ou
l'amputation. Les fongosités extraites sont infiltrées

de nodules miliaires caséeux. Quant au malade, à partir des jours qui suivent l'opération, il s'améliore rapidement ; les symptômes pulmonaires disparaissent. Sans doute, cette preuve n'a rien encore de décisif, car on peut objecter qu'il s'agissait simplement d'une poussée inflammatoire sur une tumeur blanche, provoquant l'éclosion d'une tuberculose imminente. Aussi, n'est-ce pas une question que je tranche ; c'est un problème que je pose, en indiquant les différentes voies qui peuvent conduire à une solution.

SYMPTOMATOLOGIE ET DIAGNOSTIC.

Nous serons bref sur ce chapitre, non qu'il ne soit d'un grand intérêt, mais parce que c'est un point de la question sur lequel n'ont pas porté particulièrement nos recherches.

Bonnet lui-même ne lui consacre que deux ou trois pages. Il en trace le tableau suivant : l'arthrite tuberculeuse a pour symptômes une tuméfaction de la jointure, tuméfaction qui est peu développée et non fluctuante ; on sent à travers la peau amaigrie une synoviale molle et peu épaisse. Le facies général est celui de la diathèse purulente ou de la diathèse tuberculeuse ; il est pâle, terreux. L'affection évolue lentement, sans douleur, et se termine fréquemment par l'abcès froid articulaire. Cette arthrite se distingue de la tumeur blanche proprement dite, par la mollesse et le peu de saillie des gonflements des parties molles, qui donnent au contraire dans le cas de fongosités la sensation de masses exubérantes, de consistance élastique, quelquefois même de noyaux ou de plaques indurées. En outre, dans la tumeur blanche, le facies est d'une bouffissure caractéristique de la scrofule. En second lieu elle se distingue de l'abcès froid par l'absence de fluctuation, indice d'une collection purulente peu constante et peu liquide.

Comme on le voit, ces symptômes sont simples et faciles à observer. Malheureusement ils sont sujets à contestation.

L'absence de fluctuation n'est pas constante. Si l'on s'en rapporte à l'observation de Bonnet, le malade, dont il retrace l'histoire, présentait au genou une tuméfaction fluctuante, qui avait été assez considérable pour être traitée par des cautérisations énergiques, et qui n'avait diminué qu'après ce traitement combiné avec l'immobilisation.

Bien plus trompeuse encore est la marche indolente de l'affection. Chacun sait, au contraire, combien sont souvent douloureuses les poussées de tubercule sur les membranes séreuses, et notamment sur la plèvre et le péritoine. Au reste, les faits confirment l'analogie. Je me souviens, pour ma part, d'un jeune homme atteint simultanément de phthisie pulmonaire et d'arthrite tuberculeuse du genou gauche.

A un moment donné, le genou devint extrêmement douloureux, et arrachait des plaintes continuelles au malade qui ne fut soulagé que par l'aspiration du liquide et l'immobilisation du membre. Chose remarquable, dans l'observation de Bonnet à laquelle j'ai déjà fait allusion, il est dit que le chirurgien se fonda sur l'acuité des douleurs pour affirmer que le liquide contenu dans l'articulation était de nature purulente.

Quant au facies du malade, tout en reconnaissant qu'il est un précieux indice, il ne faut pas oublier que la bouffissure colorée du visage n'est pas la seule marque extérieure de la scrofule, et qu'à côté de cette scrofule bouffie, il existe une scrofule pâle, amaigrie, généralement plus grasse et qui n'exclut nullement l'arthrite fongueuse.

On peut, ce semble, éliminer assez facilement l'abcès froid qui se reconnaît aux symptômes suivants: c'est une maladie rare dans les jointures; il se forme rapidement dans la cavité articulaire une collection de liquide; la synoviale est distendue, mais sans épaississement bien marqué; les douleurs sont nulles ou peu accentuées. L'abcès froid est presque toujours multiple; le malade est ordinairement couvert de fistules conduisant sur des os ou dans des cavités articulaires. Il s'accompagne de pyohémie chronique (fièvre, amaigrissement, pâleur), et non de tubercules pulmonaires.

Mais s'il est possible dans la majorité des cas de reconnaître et de diagnostiquer l'abcès froid articulaire, en revanche la distinction entre l'arthrite fongueuse et l'arthrite tuberculeuse présente la plus grande difficulté; nous dirons même que dans l'état actuel de la science elle nous paraît le plus souvent impossible. Dans les deux cas, on se trouve en présence d'une affection à début insidieux, à marche chronique interrompue par des accès douloureux, aboutissant à la destruction des cartilages, d'où les craquements articulaires, et à des fistules purulentes.

Nous essayerons cependant d'indiquer les caractères principaux de dissemblance, caractères qui pris isolément, seraient peut-être sans grande valeur, mais qui réunis, associés, permettront de faire pencher le diagnostic d'un côté plutôt que de l'autre. Rappelons ici que nous avons admis deux catégories d'arthrites tuberculeuses, celles qui le sont d'emblée, originairement, et celle qui, ayant commencé par être fongueuses ne se compliquent de tubercules qu'à une époque plus ou moins tardive.

S'agit-il d'une arthrite tuberculeuse primitive, on recherchera les symptômes suivants. La tumeur blanche est fréquemment consécutive à un traumatisme, contusion ou entorse, qui, après être resté à l'état de lésion simple aiguë, pendant un certain temps, passe, en vertu du manque de soin et de la constitution scrofuleuse du sujet, à l'état de lésion chronique subissant la dégénérescence fongueuse. Rien de semblable dans l'arthrite tuberculeuse qui est d'origine spontanée.

La tumeur blanche présente un aspect de tuméfaction, je dirai presque de bouffissure articulaire qui est le propre de la scrofule et non de la tuberculose.

Sur un membre amaigri se détache une jointure

énorme, où le toucher exercé distingue ici de l'œdème dans le tissu cellulaire sous-cutané, là des masses volumineuses et élastiques, plus loin des noyaux d'une dureté cartilagineuse, souvent dans un diverticulum un point fluctuant et rouge indiquant un abcès local. Les cartilages sont rapidement résorbés, d'où les craquements articulaires. Les extrémités osseuses sont résorbées par les fongosités, ce que témoignent l'introduction du stylet à travers les épiphyses friables et souvent un raccourcissement du membre appréciable à la mensuration.

L'arthrite tuberculeuse ne s'accompagne pas de tout ce cortége bruyant, de tout ce luxe de réaction inflammatoire. Peu de gonflement des parties molles, pas de noyaux indurés ou de grandes masses fongueuses; des altérations cartilagineuses et osseuses tardives, peu avancées, et par conséquent peu accessibles à l'exploration.

Le siége de la tumeur blanche est indifférent; toutes les jointures, dans un degré de fréquence variable, peuvent en être atteintes. Il semble, au contraire, que, jusqu'à présent, presque toutes les arthrites tuberculeuses primitives ont été constatées au genou.

La synovite fongueuse se rencontre, en règle générale, chez des sujets manifestement scrofuleux, en portant des traces multiples, qu'il s'agisse d'ailleurs de scrofule pâle ou de scrofule bouffie. C'est pourquoi elle frappe surtout les sujets âgés de moins de vingt ans; car l'adolescence passée,

la scrofule tend à disparaître. L'arthrite tuberculeuse, par contre, s'observe chez des malades présentant dans leur habitus le caractère de la tuberculose, ayant des antécédents héréditaires, et le
plus souvent atteints en même temps d'une lésion pulmonaire semblable. A ce titre, elle atteint
surtout des jeunes gens, c'est-à-dire des sujets de
20 à 30 ans, âge d'élection de cette redoutable maladie.

Que dire maintenant des arthrites tuberculeuses
secondaires, c'est-à-dire de celles qui après avoir été
plus ou moins longtemps une simple arthrite fongueuse se compliquent à un moment donné d'une
poussée de tubercules. Si leur existence n'est pas
démontrée absolument, à plus forte raison leur
symptomatologie est-elle obscure. Toutefois si nous
nous en rapportons à deux observations qui nous
paraissent rentrer dans ce cadre nous trouverons
que les choses se sont passés ainsi. A un moment
donné, sans cause appréciable, l'articulation qui
était depuis quelque temps à l'état indolent et stationnaire, est devenue le siége de douleurs vives,
accompagnée d'une augmentation de volume des
parties molles; cette exacerbation a duré plusieurs
jours. En même temps, sur le poumon jusque-là
indemne, se faisait une jetée tuberculeuse caractérisée par de la toux, des hémoptysies et de l'amaigrissement. Sans doute la lésion aiguë articulaire
n'a rien de distinctif, car elle peut être tout aussi
bien symptomatique d'un abcès, d'une nouvelle
fistule que d'une infiltration tuberculeuse; mais elle

emprunte une signification différente à son association avec une lésion pulmonaire, surtout quand on voit les fongosités extraites de la jointure être inoculables et virulentes comme dans l'observation I.

PRONOSTIC.

Le pronostic de l'arthrite tuberculeuse est toujours un pronostic grave. Qui dit tubercule, dit affection presque toujours progressive, envahissante, rarement stationnaire ou régressive. Cette gravité tient à deux causes : à la marche locale de l'affection, et à son ralentissement général. Tandis que la tumeur blanche, fongueuse, est essentiellement active, proliférante, qu'elle arrive même spontanément à un état incomplet d'organisation dans les noyaux lardacés, et qu'elle est susceptible de s'élever jusqu'à la transformation fibreuse ou osseuse, comme on le voit notamment pour les coxalgies guéries avec ankylose, l'arthrite tuberculeuse au contraire est une néoplasie pauvre, peu vasculaire, aboutissant à la fonte caséeuse, et ne provoquant que rarement autour d'elle une inflammation fibreuse capable de la limiter et de la terminer. Il y a donc beaucoup moins à attendre soit de la nature, soit de l'intervention chirurgicale. Que dire et qu'espérer des synovites secondaires à une phthisie pulmonaire ! Ici, d'ailleurs, l'affection locale s'efface devant l'affection centrale, qui devient prédominante et détermine seule le pronostic.

Le pronostic paraît être beaucoup moins grave dans les arthrites de la seconde catégorie, où le tubercule n'apparaît que comme une complication. Toutefois, c'est à la condition expresse que le chirurgien intervienne par la résection ou l'amputation, en supprimant totalement un foyer infectieux, et cela dès les premiers symptômes de la complication nouvelle. Nous verrons, en effet, dans les deux dernières observations, que deux malades atteints d'arthrite ancienne et de phthisie débutante, ont dû tous les deux à une opération radicale la guérison de leur lésion pulmonaire, et l'un d'eux (résection du coude) la guérison et la reconstitution de son articulation malade. De même le malade que nous avons cité au chapitre de l'expérimentation a vu après la résection son état général s'améliorer complètement, et sa jointure en voie de guérison. Nous ne savons ce qu'il est advenu finalement de lui ; mais nous pouvons dire que, revu plusieurs mois après l'opération, il était dans un état local et général des plus satisfaisants.

TRAITEMENT.

C'est une des gloires de l'école lyonnaise que d'avoir sans cesse perfectionné le traitement des maladies articulaires ; c'est elle qui a trouvé l'immobilisation, c'est elle qui a généralisé les résections. Et telle est l'excellence de ces deux méthodes, que même dans des cas désespérants, qu'on serait tenté d'abandonner à eux-mêmes, comme est le cas des tubercules articulaires, elles sont pour le chirurgien un moyen sûr de soulager, et quelquefois de guérir.

C'est ici qu'il importe de faire avec soin la distinction sur laquelle nous avons tant de fois insisté, entre l'arthrite tuberculeuse primitive, et l'arthrite secondairement tuberculeuse.

1° *Arthrites primitivement tuberculeuses*. — Il y a dans ce groupe deux catégories de malades soulevant peut-être des indications différentes,

La première catégorie comprend les malades atteints d'une phthisie pulmonaire antérieure, à une période déjà avancée, et chez lesquels apparaît une arthrite de même nature. Evidemment ici la lésion viscérale prime la lésion articulaire. Il n'y a pas espoir de guérison ; on ne peut donc songer à une thérapeutique active. Mais il y a du moins deux indications qui s'imposent au médecin : soulager le malade qui souffre, atténuer une lésion qui, issue d'une maladie plus générale , contribue à son tour à l'aggraver et à précipiter l'issue funeste. Les révulsifs locaux sous forme de badigeonnage iodé, de vésicatoires, au besoin même de cautérisations ; l'aspiration du liquide purulent qui distend la synoviale, opération que les appareils nouveaux de Dieulafoy et de Potain permettent de provoquer et de répéter sans danger, et par-dessus tout l'immobilisation parfaite du membre dans

une gouttière ou mieux dans un bandage inamo-
vible : tels sont les moyens dont nous disposons
pour satisfaire à ces indications.

Je range dans la seconde catégorie les malades
chez lesquels s'est déclarée une arthrite d'emblée
tuberculeuse, et qui ont encore le poumon indemne
de toute lésion au moment où le médecin est consulté. Ici surgit une difficulté des plus sérieuses,
celle du diagnostic. Nous ne nous dissimulons pas
que dans l'état actuel de la science, le chirurgien
ne possède que des données vagues et peu décisives
pour reconnaître la véritable nature de l'affection ;
c'est une question que nous avons déjà traitée au
chapitre de la symptomatologie. Mais il y a lieu
d'espérer que l'attention une fois éveillée sur ce
point de pathologie, les recherches et les observations se multiplieront, et que l'on arrivera à trouver des symptômes suffisants pour asseoir le diagnostic. C'est donc une discussion d'avenir, sinon
d'actualité. Supposons donc le diagnostic porté, et
cherchons quelle conduite on devrait tenir. Le problème nous paraît être le même que pour le cas
d'arthrite secondairement tuberculeuse ; il soulève
toujours cette question non encore résolue pour
tous, de l'abstention ou de l'intervention chirurgicale dans les affections tuberculeuses des organes
externes. Aussi réservons-nous la discussion pour
le second paragraphe. Nous dirons pourtant dès
maintenant, que nous sommes partisan de l'intervention active ; nous croyons que le tubercule peut
être d'abord une affection isolée, n'envahissant que

peu à peu les organes voisins, et que dès lors il y a
tout intérêt à supprimer un foyer infectant, comme
on le ferait pour une maladie virulente ou même
pour des maladies qui ne semblent pas moins dia-
thésiques, comme sont les tumeurs malignes, sarcôme, carcinôme...

2° *Arthrites secondairement tuberculeuses*. — Je
suppose que le chirurgien se trouve en présence du
cas suivant : Un malade porteur depuis un certain
temps d'une arthrite fongueuse, négligée ou régu-
lièrement soignée, voit à un moment donné son
affection articulaire s'aggraver, en même temps que
se déclarent des phénomènes généraux, faiblesse,
amaigrissement et des symptômes pulmonaires
suspects. Cet état se prolonge, et dure depuis quelques semaines ou même quelques mois, au moment
où le chirurgien est consulté; que doit faire celui-ci ?

Il faut choisir entre deux modes de traitement :
entre le traitement palliatif, qui est une abstention
relative, et l'intervention active par une opération
sanglante. Examinons successivement les raisons
invoquées en faveur de ces deux méthodes.

Les partisans de l'abstention objectent que l'état
d'épuisement et de débilitation où est tombé le malade est une condition d'insuccès immédiat pour
une opération. Ils font surtout remarquer que
l'apparition des symptômes pulmonaires indique
une maladie générale, diathésique, qui prime désormais l'affection locale, et qui contre-indique
l'opération en la rendant pour le moins inutile. En

conséquence, ils se bornent à un traitement palliatif, compression, cautérisations, immobilisation sous bandage, combiné avec un traitement général..

A la première objection, on peut répondre par ce fait d'expérience que les malades épuisés, affaiblis par une affection chronique, supportent mieux une opération que les sujets surpris en pleine santé. En outre, il ne faut pas oublier qu'il y a ici un rapport de causalité directe entre l'état général et l'affection locale, que le premier n'est que l'effet de la seconde, et qu'on est en droit d'espérer que la suppression de la cause débilitante amènera la reconstitution de l'état général. — La seconde objection est la plus forte, et de fait, c'est elle qui fait dire au chirurgien : Je n'opère pas, parce que l'opération est inutile. Mais remarquons d'abord qu'il ne s'agit pas ici de phthisie pulmonaire avancée, avec cavernes et infiltration tuberculeuse étendue ; il s'agit de malades n'ayant qu'une tuberculose au début, avec craquements et submatité. Il est d'ailleurs d'observation que ces phthisies secondaires suivent une marche beaucoup plus lente, plus silencieuse, à tel point que parfois elles restent complètement latentes et ne se découvrent qu'à l'autopsie. Quant à la question de diathèse, de maladie générale, elle ne peut plus être envisagée de la même façon depuis la découverte de la virulence du tubercule.

Les partisans de l'intervention active font valoir à l'appui de l'opinion, que la lésion pulmonaire et l'affaiblissement général ne sont que des effets secondaires d'infection, que le foyer infectieux c'est l'arthrite avec ses fongosités et ses produits de sé- crétion, et qu'entre ces deux termes, lésion articu- laire et lésion viscérale, il y a un rapport de causa- lité puissante, probablement par contamination virulente, et considérant que l'apparition des symptômes de complication est une preuve de l'im- puissance de l'art et de la malignité de l'arthrite, ils se hâtent de supprimer radicalement cette ar- thrite à évolution funeste.

Y a-t-il donc en réalité un foyer infectieux, et peut-on se représenter le tubercule comme suscep- tible de se localiser, de rester même stationnaire, de n'envahir que progressivement les organes cen- traux ?

Rappelons ici des faits analogues. Les syphili- graphes ont admis de tout temps, que l'existence sur un point de l'économie, d'une lésion syphili- tique était une source de récidive, et une raison déterminante pour de nouvelles poussées. Il n'est pas indifférent de laisser à l'abandon une exostose, un ulcère, une éruption tuberculeuse ; une gomme en appelle une autre, une première ostéite en pro- voque une seconde ou une affection équivalente.

Virchow considère les ganglions centraux comme des points où se cantonne le virus syphilitique, pour faire de là irruption sur les divers organes, et donner lieu à des poussées intermittentes. N'est-il pas remarquable, d'ailleurs, dans les éruptions tu- berculeuses ou ulcéreuses de voir la lésion procéder toujours par cercles excentriques qui se dévelop pent autour d'un point commun, et ne semble-t-il pas que ce point central a contaminé la région ambiante, d'où le premier cercle, et que ce premier cercle de tubercules syphilitiques à son tour infectant par voisinage la peau qui l'entoure, a déterminé la formation du second cercle ? Ce sont là des exemples d'infection locale, ou du moins partielle, par voie de 'diffusion virulente, et cela dans une maladie regardée pourtant comme essentiellement générale. Et la conclusion pratique est celle-ci : toute lésion syphilitique est un foyer infectieux, qu'il faut se hâter de supprimer.

Ce que je viens de dire de la syphilis, s'applique également aux tumeurs malignes. On ne peut contester qu'il n'y ait dans la maladie cancéreuse un élément diathésique, qu'attestent l'hérédité et les récidives. Et cependant ne voyons-nous pas ces tumeurs malignes, sarcôme, carcinôme, débuter à l'état local, sur un point de la périphérie, et dans leur marche concentrique, peau, ganglions, viscères, n'arriver que par étapes jusqu'aux organes internes pour s'y généraliser? Et n'y a-t-il pas pour le chirurgien, aussitôt qu'il découvre un de ces foyers extérieurs, indication formelle d'en délivrer le malade, sans se laisser arrêter par la pensée d'une intoxication du sang déjà effectuée, d'une diathèse en cours d'évolution ? L'expérience justifie l'opération ; car on voit maintes fois ces redoutables affections être de la sorte, sinon absolument guéries, au moins enrayées pour un temps plus ou moins long.

Arrivons à la question de la tuberculose. Il est deux points connexes que l'expérimentation a démontrés entre les mains de M. Villemin et de M. Chauveau. En premier lieu le tubercule est un agent virulent. Ceci ressort des expériences où l'on voit des animaux parfaitement portants, pris en pleine santé, être atteints de tuberculose pulmonaire ou mésentérique après avoir ingéré une quantité quelquefois minime de produits tuberculeux. La production sous la peau d'une tumeur tuberculeuse après inoculation est encore un fait plus saisissant. Le pus aussi est virulent, mais il est simplement phlogogène; il ne produit que de l'œdème, des abcès ou de la gangrène. Le tubercule est virulent, mais sa virulence est spécifique; elle reproduit une tumeur particulière, qui suit la marche anatomique et clinique du tubercule. On est donc en droit de considérer toute lésion tuberculeuse comme un foyer infectieux susceptible de contaminer ou les organes voisins ou l'économie entière. En second lieu le tubercule peut être localisé sur un point quelconque de la périphérie. Nous savons en effet que l'inoculation sous-cutanée du tubercule produit une tumeur confinée au point même d'inoculation, y restant stationnaire pour y subir presque toujours plus tard une évolution régressive; souvent même les ganglions lymphatiques voisins échappent à l'affection.

Au reste il y a longtemps que les chirurgiens ont eu à se poser ces mêmes questions. Je fais allusion ici à l'orchite tuberculeuse. Il n'est pas douteux

qu'il existe un grand nombre d'orchites véritablement tuberculeuses persistant pendant des mois et
des années sans que le poumon ait subi la même atteinte, et quelquefois même pouvant se guérir complètement. L'influence de foyer est ici des plus ma-
nifestes; car maintes fois on voit la lésion fixée sur
l'épididyme où elle a débuté, aller de là contaminer
la prostate et les vésicules séminales. Cette affection a depuis longtemps séparé les médecins en
deux camps ; ceux qui s'abstiennent toujours, et
ceux qui jugent que dans certaines circonstances il
y a indication d'opérer. Le nombre de ces derniers
augmente de jour en jour, et il n'est guère actuellement de chirurgien qui, se trouvant en face d'une
orchite tuberculeuse primitive, avec intégrité absolue ou relative des poumons, ne s'efforce d'en délivrer le malade, soit par la cautérisation, soit mieux
encore par la castration partielle ou complète.

Nous sommes donc amené à cette conclusion : la
complication tuberculeuse récente, dans une tumeur
blanche, est une indication d'intervention active.

Quelle doit-être cette intervention? Il va sans
dire qu'il ne s'agit pas ici de cautérisations même
intra-articulaires qui modifient les fongosités, mais
n'en touchent qu'une partie, et en tout cas ne dé-
truisent jamais que la couche superficielle. Ce
moyen qui, dans une arthrite scrofuleuse, peut donner d'excellents résultats et activer la force d'organisation des produits morbides est insuffisant dans
l'arthrite tuberculeuse, on est donc en présence de
l'amputation ou de la résection.

Je n'ai pas ici à refaire l'histoire des résections, c'est une cause entendue et gagnée. Je ne m'occuperai, et encore brièvement, que de l'indication qu'elles soulèvent dans la question présente. Quelles raisons doivent déterminer le chirurgien, en présence d'une arthrite tuberculeuse opérable, à réséquer plutôt qu'à amputer? La résection dans ces circonstances comporte-t-elle un procédé particulier?

La question n'est pas résolue de la même façon en France et en Angleterre. Dans ce dernier pays, la résection est devenue une opération usuelle que l'on pratique sur toute espèce de jointures et pour des affections souvent peu graves. Ainsi on ne fait aucune distinction entre le membre supérieur et le membre inférieur, et nous voyons les chirurgiens anglais réséquer tout aussi bien la hanche que l'épaule, le genou que le coude. En outre on opère toujours de bonne heure. Se fondant sur cette raison que plus tôt on opère, plus on a de chance de succès, ils ne craignent pas d'attaquer des affections articulaires que certainement nous traiterions par la conservation. Aussi n'est-ce pas là qu'il faut redouter de voir des arthrites chroniques abandonnées à elles-mêmes subir la complication tuberculeuse. Nous sommes moins hardis en France, par tempérament surtout et aussi par expérience. M. Ollier, après un grand nombre de recherches et d'observations personnelles, en est arrivé à faire de la question de membre une indication capitale de résection ou d'amputation. Il ne résèque jamais au membre inférieur : il résèque presque toujours au membre supérieur. Au membre inférieur, cette règle est absolue pour la hanche et le genou : elle ne souffre d'exception que pour le pied ; en dehors des lésions traumatiques tibio-tarsiennes, on peut quelquefois pratiquer la résection dans les ostéo-arthrites fongueuses, d'autant plus que l'extrémité tibiale est rarement atteinte, et qu'on a le plus souvent affaire à des ostéites du calcanéum, de l'astragale, du cuboïde. Si la résection a dû être abandonnée au genou et à la hanche, au moins chez les jeunes gens et les adultes, c'est qu'elle entraîne une mortalité considérable (les statistiques anglaises en font foi), et que même dans le cas de ce qu'on nomme un succès, on n'obtient ni une reproduction suffisante, ni une ankylose parfaite. Il faut donc se résoudre à l'amputation pour le genou ; c'est à coup sûr une dure nécessité, mais la vie est à ce prix. Quant à la hanche, qui paraît être plus à l'abri de ces complications tuberculeuses, il est rare qu'avec des soins prolongés minutieux, surtout avec une immobilisation longue et parfaite, on n'arrive pas à un résultat satisfaisant.

Je rapporterai ici l'observation suivante comme exemple d'amputation pour arthrite tuberculeuse.

OBSERVATION IV. — D..., âgé de 32 ans, entré en juin 1874 à l'Hôtel-Dieu, au service de M. Ollier.

Ce malade est d'une constitution moyenne, un peu lymphatique. Il s'était bien porté jusqu'à il y a deux ans, époque où il commença à souffrir du genou droit.

Son genou enfla peu à peu, sans toutefois l'empêcher de traet cubitus à moelle centrale, jaune et friable. Cartilage disparu; à la place, végétations voluminenses, adhérentes à l'os. Dans quelques points, l'ostéite forme une lame superficielle de 1^{mm} d'épaisseur, recouvrant de vastes îlots graisseux. A 1 centimètre plus haut que la surface articulaire, l'humérus et le cubitus sont couverts de stalactites dures, qui paraissent correspondre aux insertions musculaires.

Examen histologique. — Fongosités riches en cellules embryonnaires, riches en vaisseaux capillaires. Dans quelques points, amas arrondis de cellules embryonnaires, dans d'autres granulations tuberculeuses et plaques caséeuses.

14 septembre. La plaie est en partie cicatrisée ; la malade exécute des mouvements.

La malade a repris son embonpoint; elle ne tousse plus, plus de sueurs nocturnes. Rien à l'auscultation du poumon. A la percussion, diminution de la sonoriié sous la clavicule droite.

Revue plusieurs mois après, la malade était dans l'état suivant : l'articulation du coude s'était parfaitement reformée, et jouissait de tous ses mouvements qu'elle exécutait avec une force suffisante. L'état général était excellent.

Cette observation est tout à fait semblable à la précédente, avec cette différence seulement que la lésion étant plus ancienne, apparaissait plus grave, et que néanmoins elle a parfaitement guéri, ainsi que la complication pulmonaire qui pourtant remontait à plusieurs mois.

On demandera peut-être si dans ces cas d'arthrites jugées tuberculeuses, la résection se fait d'une façon différente. Les règles sont les mêmes. Autant que possible conserver l'incision externe, en utilisant les trajets fistuleux ; enlever toute la portion d'os malade, sans craindre de remonter trop haut. Quant à la synoviale, M. Ollier a l'habitude d'exciser toutes les fongosités saillantes, volumineuses, et sur toutes ces parties molles d'éteindre plusieurs fers rouges. Puis on immobilise et on se comporte pour les soins consécutifs comme pour une résection quelconque.

Ce traitement local n'exclue pas le traitement général, dont la meilleure ressource est encore d'envoyer autant que possible les malades à la campagne.

CONCLUSIONS

Nous croyons pouvoir tirer de ce travail les conclusions suivantes :

1° Il existe, dans la catégorie des tumeurs blanches, une variété véritablement tuberculeuse, qui mérite d'en être distinguée à tous les points de vue.

2° La nature tuberculeuse de cette arthrite se démontre, soit par l'anatomie pathologique, soit par l'expérimentation.

3° Les rapports étiologiques entre l'arthrite tuberculeuse et la tuberculose pulmonaires sont évidents et bien connus d'une façon générale, mais ne sont pas encore précisés dans leur détail.

4° La symptomatologie de l'arthrite tuberculeuse est obscure actuellement ; le diagnostic dans la majorité des cas n'arrive qu'à une probabilité et non à une certitude.

5° L'existence d'une arthrite tuberculeuse, ou tout au moins phthisiogène, est le plus souvent une indication d'intervention active : résection ou amputation.

A. PARENT, imprimeur de la Faculté de Médecine, rue Mr-le-Prince, 31.